Régime Cétogène Facile Pour Les Débutants

Un Livre De Cuisine Facile Et Savoureux Pour Déguster Vos Délicieuses Recettes Cétogènes À Faible Teneur En Glucides.

Juliana Diaz
Gisèle Vincent

© Copyright 2021 - Juliana Diaz - Tous droits réservés.

Le contenu contenu dans ce livre ne peut pas être reproduit, dupliqué ou transmis sans l'autorisation écrite directe de l'auteur ou de l'éditeur.

En aucun cas, aucun blâme ou responsabilité juridique ne sera retenu contre l'éditeur, ou l'auteur, pour tout dommage, réparation ou perte monétaire en raison des informations contenues dans ce livre. Directement ou indirectement.

Avis juridique :

Ce livre est protégé par le droit d'auteur. Ce livre est uniquement pour un usage personnel. Vous ne pouvez modifier, distribuer, vendre, utiliser, citer ou paraphraser une partie ou le contenu de ce livre, sans le consentement de l'auteur ou de l'éditeur.

Avis de non-responsabilité :

Veuillez noter que les informations contenues dans ce document sont à des fins éducatives et de divertissement seulement. Tous les efforts ont été déployés pour présenter des informations exactes, à jour et fiables et complètes. Aucune garantie d'aucune sorte n'est déclarée ou implicite. Les lecteurs reconnaissent que l'auteur ne s'engage pas dans l'interprétation de conseils juridiques, financiers, médicaux ou professionnels. Le contenu de ce livre a été dérivé de diverses sources. S'il vous plaît consulter un professionnel autorisé avant de tenter toutes les techniques décrites dans ce livre.

En lisant ce document, le lecteur convient qu'en aucun cas l'auteur n'est responsable des pertes, directes ou indirectes, qui sont subies à la suite de l'utilisation des renseignements contenus dans ce document, y compris, sans s'y limiter, des erreurs, des omissions ou des inexactitudes.

TABLEAU DES MATIÈRES

SMOOTHIES & RECETTES DE PETIT DÉJEUNER 10

Sandwich de paille de petit déjeuner......10

Jalapenos farcis......11

Chaffle de myrtille rapide et facile......13

Chaffles à la cannelle d'Apple......15

Paille de chocolat à la vanille douce......17

Mozzarella Beurre d'arachide Chaffle......18

Chaffle de sandwich de beurre d'arachide......20

Paille de chocolat aux cerises......23

Sandwichs tirés de paille de porc......25

Chaffle de jambon simple......27

Délicieux Bagel Chaffle......29

Poulet asiatique à l'ail......31

RECETTES DE PORC, DE BŒUF ET D'AGNEAU 33

Bol de rouleau d'oeuf de porc......33

Rôti de porc à l'ail Roasmary 35

RECETTES DE FRUITS DE MER et DE POISSON......37

Crevettes à l'ail au fromage de chèvre 37

Pain de saumon sans grain......39

Morue parmesan à l'ail 41

Saumon à la sauce......43

REPAS SANS VIANDE......45

Nouilles Rutabaga 45

SOUPES, RAGOÛTS ET SALADES 47

Soupe de courge de noix de coco......47

Soupe aux crevettes aux champignons au fromage......49

BRUNCH & DÎNER 51

Muffins au chou frisé à la noix de coco 51

Muffins aux myrtilles 53

DESSERTS & BOISSONS 55

salade de fruits 55

Crème glacée au beurre d'arachide protéiné 55

RECETTES DE PETIT DÉJEUNER 57

Mini Tasses de Guacamole au bacon 57

HORS-D'ŒUVRE & DESSERTS 59

Sauté de haricots verts ail 59

Légumes verts à collier avec tomates cerises éclatées 61

RECETTES DE PORC ET DE BŒUF 63

Côtelettes de porc au romarin à l'ail 63

Côtelettes de porc zestées 65

RECETTES DE FRUITS DE MER 67

Brocoli et fromage 67

RECETTES DE POULET ET DE VOLAILLE 69

Tendres de poulet au fromage 69

Poulet frit d'air 71

RECETTES DE PETIT DÉJEUNER 68

Pudding facile de graine de 68

Avoine de nuit sans grain 70

RECETTES DE DÉJEUNER 71

Salade de chou d'avocat 71

Soupe crémeuse à l'oignon à l'ail 73

RECETTES DE DÎNER 74

Couscous de chou-fleur 74

Soupe aux courgettes 76

RECETTES DE DESSERTS 78

Chocó Brownie rapide 78

RECETTES DE PETIT DÉJEUNER 79

Galettes de saucisse 79

RECETTES DE DÉJEUNER..81

Dinde épicée de chou-fleur 81

RECETTES DE COLLATIONS 84

Porcs dans une couverture 84

RECETTES DE DÎNER 87

Bol de rouleau d'oeuf...87

RECETTES DE REPAS DDELICIOUS INHABITUELLES 89

Tartare de saumon 89

RECETTES DE DESSERTS KETO 92

Barres à puce Chocó...92

gâteau 94

Expert : Tarte à la citrouille sans croûte..94

BONBONS: DÉBUTANT 96

Expert : Biscuits à la noix de coco au fromage 96

DESSERT CONGELÉ: DÉBUTANT..98

Expert: Crème d'agrumes classique 98

Crème à la citrouille 100

Crêpes à l'avocat Keto 102

RECETTES DE DÉJEUNER.. 103

Champignons Portobello grillés à la flamme avec houmous et fromage Feta. 103

RECETTES DE COLLATIONS 105

Baguettes à l'ail... 105

LE DÉJEUNER KETO 107

Samedi: Déjeuner: Soupe sans nouilles au poulet............................ 107

KETO AU DÎNER 109

Samedi: Dîner: 109

Côtelettes de porc « panées » 109

SMOOTHIES & RECETTES DE PETIT DÉJEUNER

Sandwich de paille de petit déjeuner

Temps de préparation: 10 minutes

Temps de cuisson: 10 minutes

Portion: 1

ingrédients:

- 2 paillettes cuites de base
- Antiadhésif
- 2 tranches de bacon
- 1 œuf

méthode:

1. Vaporisez votre poêle d'huile.
2. Placez-le à feu moyen.
3. Cuire le bacon jusqu'à ce qu'il soit doré et croustillant.
4. Mettez le bacon sur une paille.
5. Dans la même poêle, cuire l'œuf sans mélanger jusqu'à ce que le jaune soit pris.
6. Ajouter l'œuf sur le bacon.
7. Garnir d'une autre paille.

Valeur nutritive :

- Calories 514
- Graisse totale 47 g
- Gras saturés 27 g

- Cholestérol 274 mg
- Sodium 565 mg
- Potassium 106 mg
- Glucides totaux 2 g
- Fibres alimentaires 1 g
- Protéines 21 g

Jalapenos farcis

Temps de préparation: 10 minutes Temps de cuisson: 15 minutes

Servir: 12

ingrédients:

- 1/2 tasse de poulet, cuit et râpé
- 6 jalapenos, coupés en deux
- 3 c. à soupe d'oignon vert, tranché
- 1/4 tasse de fromage cheddar, râpé
- 1/2 c. à thé de basilic séché
- 1/4 c. à thé de poudre d'ail
- 3 oz de fromage à la crème
- 1/2 c. à thé d'origan séché
- 1/4 c. à thé de sel

Itinéraire:

- Préchauffer le four à 390 F.

- Mélanger tous les ingrédients dans un bol, sauf les jalapenos.

- Farcir le mélange de poulet dans chaque jalapeno coupé en deux et déposer sur une plaque à pâtisserie.

- Cuire au four pendant 25 minutes.

- Servir et profiter.

Valeur nutritive (montant par portion) :

Calories 106

Gras 9 g

Glucides 2 g

Sucre 1 g

Protéines 7 g

Cholestérol 35 mg

Chaffle de myrtille rapide et facile

Temps de préparation: 15 minutes Portions: 2

Ingrédients:

- 1 œuf, légèrement battu

- 1/4 tasse de bleuets

- 1/2 c. à thé de vanille

- 1 oz de fromage à la crème

- 1/4 c. à thé de poudre à pâte, sans gluten

- 4 c. à thé de Swerve

- 1 c. à soupe de farine de noix de coco

Itinéraire:

1. Préchauffez votre gaufrier.

2. Dans un petit bol, mélanger la farine de noix de coco, la poudre à pâte et faire une embardée jusqu'à ce qu'elle soit bien mélangée.

3. Ajouter la vanille, le fromage à la

crème, l'œuf et la vanille et fouetter jusqu'à ce qu'ils soient combinés.

4. Vaporiser la gaufrier d'un vaporisateur de cuisson.

5. Verser la moitié de la pâte dans la gaufrier chaude et garnir de 4 à 5 bleuets et cuire de 4 à 5 minutes jusqu'à ce qu'ils soient dorés. Répéter l'année avec le reste de la pâte.

6. Servir et profiter.

Nutrition: **Calories 135 Lipides 8,2 g**
Glucides 11 g Sucre 2,6 g
Protéines 5 g Cholestérol 97 mg

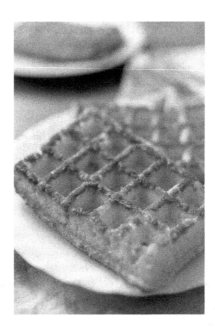

Chaffles à la cannelle d'Apple

Temps de préparation: 20 minutes Portions: 3

Ingrédients:

- 3 oeufs, légèrement battus

- 1 tasse de fromage mozzarella, râpé

- 1/4 tasse de pomme, hachée

- 1/2 c. à thé d'édulcorant aux fruits moines

- 1 1/2 c. à thé de cannelle

- 1/4 c. à thé de poudre à pâte, sans gluten

- 2 c. à soupe de farine de noix de coco

Itinéraire:

1. Préchauffez votre gaufrier.

2. Ajouter les œufs dans un bol à mélanger et battre jusqu'à ce qu'ils soient mousseux.

3. Ajouter le reste des ingrédients et remuer jusqu'à ce qu'ils soient bien mélangés.

4. Vaporiser la gaufrier d'un vaporisateur de cuisson.

5. Verser 1/3 de pâte dans la gaufrier chaude et cuire pendant 4 minutes ou jusqu'à ce qu'elle soit dorée. Répéter l'année avec le reste de la pâte.

6. Servir et profiter.

Nutrition: **Calories 142 Lipides 7,4 g**
Glucides 9,7 g Sucre 3 g
Protéines 9,6 g Cholestérol 169 mg

Paille de chocolat à la vanille douce

Temps de préparation: 10 minutes Portions: 1

Ingrédients:

- 1 œuf, légèrement battu

- 1/4 c. à thé de cannelle

- 1/2 c. à thé de vanille

- 1 c. à soupe de Swerve

- 2 c. à thé de cacao en poudre non sucrée

- 1 c. à soupe de farine de noix de coco

- 2 oz de fromage à la crème, ramolli

Itinéraire:

1. Ajouter tous les ingrédients dans le petit bol et mélanger jusqu'à ce qu'ils soient bien mélangés.

2. Vaporiser la gaufrier d'un vaporisateur de cuisson.

3. Verser la pâte dans la gaufrier chaude et cuire jusqu'à ce qu'elle soit dorée.

4. Servir et profiter.

Nutrition: Calories 312 Lipides 25,4 g
Glucides 11,5 g Sucre 0,8 g
Protéines 11,6 g Cholestérol 226 mg

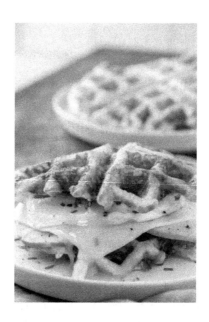

Mozzarella Beurre d'arachide Chaffle

Temps de préparation: 15 minutes Portions: 2

Ingrédients:

- 1 œuf, légèrement battu

- 2 c. à soupe de beurre d'arachide

- 2 c. à soupe de Swerve

- 1/2 tasse de fromage mozzarella, râpé

Itinéraire:

1. Préchauffez votre gaufrier.

2. Dans un bol, mélanger l'œuf, le fromage, la swerve et le beurre d'arachide jusqu'à ce qu'ils soient bien mélangés.

3. Vaporiser la gaufrier d'un vaporisateur de cuisson.

4. Verser la moitié de la pâte dans la gaufrier chaude et cuire pendant 4 minutes ou jusqu'à ce qu'elle soit dorée. Répéter l'année avec le reste de la pâte.

5. Servir et profiter.

Nutrition: **Calories 150 Lipides 11,5 g**
Glucides 5,6 g Sucre 1,7 g

Protéines 8,8 g Cholestérol 86 mg

Chaffle de sandwich de beurre d'arachide

Temps de préparation: 15 minutes Portions: 1

Ingrédients:

Pour chaffle:

- 1 œuf, légèrement battu

- 1/2 tasse de fromage mozzarella, râpé

- 1/4 c. à thé de poudre d'espresso

- 1 c. à soupe de pépites de chocolat non sucrées

- 1 c. à soupe de Swerve

- 2 c. à soupe de cacao en poudre non sucrée

Pour le remplissage :

- 1 c. à soupe de beurre, ramolli

- 2 c. à soupe de Swerve

- 3 c. à soupe de beurre crémeux d'arachide

Itinéraire:

1. Préchauffez votre gaufrier.

2. Dans un bol, fouetter ensemble l'œuf, la poudre d'espresso, les pépites de chocolat, la dévier et la poudre de cacao.

3. Ajouter le fromage mozzarella et bien mélanger.

4. Vaporiser la gaufrier d'un vaporisateur de cuisson.

5. Verser 1/2 de la pâte dans la gaufrier chaude et cuire de 3 à 4 minutes ou jusqu'à ce qu'elle soit dorée. Répéter l'année avec le reste de la pâte.

Pour le remplissage:

1. Dans un petit bol, mélanger le beurre, faire une embardée et le beurre d'arachide jusqu'à consistance lisse.

2. Une fois les paillettes fraîches, étendre le mélange de remplissage entre deux pailles et les placer au réfrigérateur pendant 10 minutes.

3. Couper le sandwich à l'ivraie en deux et servir.

Nutrition: Calories 190 Lipides 16,1 g
Glucides 9,6 g Sucre 1,1 g
Protéines 8,2 g Cholestérol 101 mg

22

Paille de chocolat aux cerises

Temps de préparation: 10 minutes Portions: 1

Ingrédients:

- 1 œuf, légèrement battu

- 1 c. à soupe de pépites de chocolat non sucrées

- 2 c. à soupe de garniture à tarte aux cerises sans sucre

- 2 c. à soupe de crème à fouetter épaisse

- 1/2 tasse de fromage mozzarella, râpé

- 1/2 c. à thé de poudre à pâte, sans gluten

- 1 c. à soupe de Swerve

- 1 c. à soupe de cacao en poudre non sucrée

- 1 c. à soupe de farine d'amande

Itinéraire:

1. Préchauffer le gaufrier.

2. Dans un bol, fouetter ensemble l'œuf, le fromage, la poudre à pâte, la swerve, la poudre de cacao et la farine d'amande.

3. Vaporiser la gaufrier avec
spray de cuisson.

4. Verser la pâte dans la gaufrier chaude et cuire jusqu'à ce qu'elle soit dorée.

5. Garnir de garniture à tarte aux cerises, de crème à fouetter épaisse et de pépites de chocolat et servir.

Nutrition: Calories 264 Lipides 22 g
Glucides 8,5 g Sucre 0,5 g
Protéines 12,7 g Cholestérol 212 mg

Sandwichs tirés de paille de porc

Temps de préparation: 20 minutes Temps de cuisson: 28 minutes Portions: 4

Ingrédients:

- 2 oeufs, battus

- 1 tasse de cheddar finement râpé
- 1/4 c. à thé de poudre à pâte

- 2 tasses de porc cuit et râpé

- 1 c. à soupe de sauce BBQ sans sucre

- 2 tasses de mélange de salade de chou râpé

- 2 c. à soupe de vinaigre de cidre de pomme

- 1/2 c. à thé de sel

- 1/4 tasse de vinaigrette ranch

Itinéraire:

1. Préchauffer le fer à gaufres.

2. Dans un bol moyen, mélanger les œufs, le fromage cheddar et la poudre à pâte.

3. Ouvrir le fer et ajouter un quart du mélange. Fermer et cuire jusqu'à ce qu'ils soient croustillants, 7 minutes.

4. Transférer l'ivraie dans une assiette et faire 3 gouffres de plus de la même manière.

5. Pendant ce temps, dans un autre bol moyen, mélanger le porc tiré avec la sauce BBQ jusqu'à ce qu'il soit bien mélangé. Réserver.

6. En outre, mélanger le mélange de salade de chou, vinaigre de cidre de pomme, sel et vinaigrette ranch dans un autre bol moyen.

7. Lorsque les paillettes sont prêtes, sur deux morceaux, diviser le porc, puis garnir de la salade de chou ranch. Couvrir du reste des paillettes et insérer de mini brochettes pour fixer les sandwichs.

8. Profitez-en après.

Nutrition: Calories 374 Graisses 23.61g Glucides 8.2g Glucides Nets 8.2g Protéines 28.05g

Chaffle de jambon simple

Temps: 15 minutes Servir: 2

Ingrédients:

- 1 œuf, légèrement battu

- 1/4 tasse de jambon, haché
- 1/2 tasse de fromage cheddar, râpé

- 1/4 c. à thé de sel d'ail

Pour trempette:

- 1 1/2 c. à thé de moutarde de Dijon

- 1 c. à soupe de mayonnaise

Itinéraire:

1. Préchauffez votre gaufrier.

2. Fouetter les œufs dans un bol.

3. Incorporer le jambon, le fromage et le sel d'ail jusqu'à ce qu'ils soient bien mélanger.

4. Vaporiser la gaufrier d'un vaporisateur de cuisson.

5. Verser la moitié de la pâte dans la gaufrier chaude et cuire de 3 à 4 minutes ou jusqu'à ce qu'elle soit dorée. Répéter l'année avec le reste de la pâte.

Pour trempette:

1. Dans un petit bol, mélanger la moutarde et la mayonnaise.

2. Servir l'ivraie avec trempette.

Nutrition: Calories 205 Lipides 15,6 g
Glucides 3,4 g Sucre 0,9 g
Protéines 12,9 g Cholestérol 123 mg

Délicieux Bagel Chaffle

Temps: 15 minutes Servir: 2

Ingrédients:

- 1 œuf, légèrement battu

- 1/4 c. à thé de poudre d'ail

- 1/4 c. à thé de poudre d'oignon

- 1 1/2 c. à thé d'assaisonnement bagel

- 3/4 tasse de fromage mozzarella, râpé

- 1/2 c. à thé de poudre à pâte, sans gluten

- 1 c. à soupe de farine d'amande

Itinéraire:

1. Préchauffez votre gaufrier.

2. Dans un bol, mélanger l'œuf, l'assaisonnement au bagel, la poudre à pâte, la poudre d'oignon, la poudre d'ail et la farine d'amande jusqu'à ce qu'ils soient bien mélangés.

3. Ajouter le fromage et bien mélanger.

4. Vaporiser la gaufrier d'un vaporisateur de cuisson.

5. Verser 1/2 de pâte dans la gaufrier chaude et cuire pendant 5 minutes ou jusqu'à ce qu'elle soit dorée. Répéter l'année avec le reste de la pâte.

6. Servir et profiter.

Nutrition: Calories 85 Lipides 5,8 g Glucides 2,4 g

Sucre 0,5 g Protéines 6,6 g Cholestérol 87 mg

Poulet asiatique à l'ail

Temps de préparation: 10 minutes Temps de cuisson: 4 heures

Servir: 6

ingrédients:

- 1 poitrine de poulet de 1 1/2 lb, sans peau et désossée
- 2 c. à soupe d'eau
- 2 c. à soupe de sauce soja
- 1/2 oignon, haché
- 1 1/2 c. à thé de flocons de poivron rouge
- 2 gousses d'ail, hachées finement
- 1/2 c. à thé de gingembre moulu

Itinéraire:

1. Placer le poulet dans la mijoteuse.
2. Ajouter le reste des ingrédients sur le poulet.
3. Couvrir et cuire à feu élevé pendant 4 heures.
4. Déchiqueter le poulet à l'aide d'une fourchette et servir.

Valeur nutritive (montant par portion) :

Calories 250

Gras 9 g

Glucides 10 g

Sucre 6 g

Protéines 34 g

Cholestérol 100 mg

RECETTES DE PORC, DE BŒUF ET D'AGNEAU

Bol de rouleau d'oeuf de porc

Temps de préparation: 10 minutes Temps de cuisson: 10 minutes Servir: 6

ingrédients:

- 1 lb de porc haché
- 3 c. à soupe de sauce soja
- 1 c. à soupe d'huile de sésame
- 1/2 oignon, tranché
- 1 tête de chou moyenne, tranchée
- 2 c. à soupe d'oignon vert, haché
- 2 c. à soupe de bouillon de poulet
- 1 c. à thé de gingembre moulu
- 2 gousses d'ail, hachées finement
- poivre
- sel

Itinéraire:

1. Faire dorer la viande dans une poêle à feu moyen.
2. Ajouter l'huile et l'oignon dans la poêle avec la viande. Bien mélanger et cuire à feu moyen.
3. Dans un petit bol, mélanger la sauce soja, le gingembre et l'ail.
4. Ajouter le mélange de sauce soja dans la poêle.
5. Ajouter le chou dans la poêle et le mouler pour enrober.
6. Ajouter le bouillon dans la poêle et bien mélanger.
7. Cuire à feu moyen pendant 3 minutes.
8. Assaisonner de poivre et de sel.
9. Garnir d'oignon vert et servir. **Valeur nutritive (quantité par portion)** : Calories 171

Matières grasses 5 g

Glucides 10 g

Sucre 5 g

Protéines 23 g

Cholestérol 56 mg

Rôti de porc à l'ail Roasmary

Temps de préparation: 10 minutes Temps de cuisson: 1 heure 10 minutes

Servir: 6

ingrédients:

- 4 lb rôti de longe de porc, désosté
- 4 gousses d'ail, pelées
- 2 jus de citron
- 1/4 tasse de feuilles de sauge fraîches
- 1/3 tasse de feuilles de romarin frais
- 1 c. à soupe de sel

Itinéraire:

1. Ajouter la sauge, le romarin, l'ail, le jus de citron et le sel dans le mélangeur et mélanger jusqu'à consistance lisse.
2. Frotter la pâte d'herbes partout sur le rôti et déposer sur le gril chaud.
3. Griller pendant 1 heure.
4. Tranché et servir.

Valeur nutritive (montant par portion) :

Calories 655

Matières grasses 30 g

Glucides 5 g

Sucre 1 g

Protéines 88 g

Cholestérol 246 mg

RECETTES DE FRUITS DE MER et DE POISSON

Crevettes à l'ail au fromage de chèvre

Portions: 4

Temps de prépara-

tion: 30 minutes In-

grédients

- 4 cuillères à soupe de beurre aux herbes

- Sel et poivre noir, au goût

- 1 livre de grosses crevettes crues

- 4 onces de fromage de chèvre

- 4 gousses d'ail, hachées

Directions

1. Préchauffer le four à 3750F et graisser un plat allant au four.
2. Dans un bol, mélanger le beurre aux herbes, l'ail, les crevettes crues, le sel et le poivre noir.
3. Mettre les crevettes marinées sur le plat allant au four et garnir de fromage râpé.
4. Mettre au four et cuire au four environ 25 minutes.

5. Sortez les crevettes et servez chaud.

Montant de nutrition par portion

Calories 294 Lipides totaux 15g 19%

Gras saturés 8,9 g 44 %

Cholestérol 266 mg 89 %

Sodium 392mg 17%

Glucides totaux 2,1 g 1 %

Fibres alimentaires 0,1 g 0 %

Sucres totaux 0,8 g Protéines 35,8 g

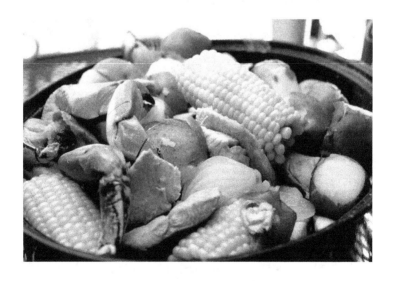

Pain de saumon sans grain

Portions: 6

Temps de prépara-

tion: 35 minutes In-

grédients

- 1/2 tasse d'huile d'olive

- 1/4 c. à thé de bicarbonate de soude

- 1/2 tasse de lait de coco

- 2 livres de saumon, cuit à la vapeur et déchiqueté

- 2 oeufs pillés

Directions

1. Préchauffer le four à 3750F et graisser un plat allant au four avec de l'huile d'olive.
2. Mélanger le lait de coco, les œufs, le bicarbonate de soude et le saumon dans un bol.
3. Verser la pâte de pain de saumon dans le plat allant au four et transférer au four.
4. Cuire au four environ 20 minutes et retirer du four pour servir chaud.

Montant de nutrition par portion

Calories 413

Total Gras 32.4g 42%

Graisses saturées 8.5g

42% Cholestérol 138mg

46%

Sodium 143mg 6%

Glucides totaux 1,5 g 1 % Fibres

alimentaires 0,4 g 2 %

Sucres totaux 0,7

g Protéines 31,8

g

Morue parmesan à l'ail

Portions: 6

Temps de préparation: 35

minutes Ingrédients

- 1 cuillère à soupe d'huile d'olive extra vierge

- 1 (21/2) livre de filet de morue

- 1/4 tasse de parmesan, finement râpé

- Sel et poivre noir, au goût

- 5 gousses d'ail, émin-

cées Directions

1. Préchauffer le four à 4000F et graisser un plat allant au four avec un vaporisateur de cuisson.
2. Dans un bol, mélanger l'huile d'olive, l'ail, le parmesan, le sel et le poivre noir.
3. Faire mariner les filets de morue dans ce mélange pendant environ 1 heure.
4. Transférer dans le plat allant au four et couvrir de papier d'aluminium.
5. Mettre au four et cuire au four environ 20 minutes.
6. Retirer du four et servir chaud.

Montant de nutrition par portion

Calories 139 Li-

pides totaux 8g

10%

Gras saturés 1,7 g 8 %

Cholestérol 37mg 12 %

Sodium 77mg 3%

Glucides totaux 1g 0%

Fibres alimentaires 0,1g

0% Sucres totaux 0g

Protéines 16.3g

Saumon à la sauce

Temps de préparation: 10 minutes Temps de cuisson: 3 minutes

Servir: 4

ingrédients:

- 1 lb de saumon
- 1/2 jus de citron
- 1 c. à soupe d'ail, haché finement
- 1 c. à soupe de moutarde de Dijon
- 1 c. à soupe d'aneth, haché
- 1 c. à soupe de mayonnaise
- 1/3 tasse de crème sure
- poivre
- sel

Itinéraire:

1. Préchauffer le four à 425 F.
2. Dans un bol, mélanger la crème sure, le jus de citron, l'aneth, Dijon et la mayonnaise.
3. Déposer le saumon sur une plaque à pâtisserie et garnir d'ail, de poivre et de sel.
4. Verser la moitié du mélange de crème sure sur le saumon.
5. Couvrir et cuire au four pendant 20 minutes. Découvrir et cuire au four pendant 10 minutes de plus.
6. Servir avec le reste de la sauce.

Valeur nutritive (montant par portion) :

Calories 213

Matières grasses 12 g

Glucides 3,1 g

Sucre 0,3 g

Protéines 23 g

Cholestérol 59 mg

REPAS SANS VIANDE

Nouilles Rutabaga

Temps de préparation: 10 minutes Temps de cuisson: 10 minutes

Servir: 4

ingrédients:

- 25 oz de rutabaga, peler, couper et en spirale à l'aide d'une trancheuse
- 1/2 c. à soupe de chili en poudre
- 1/3 tasse d'huile d'olive
- 1/2 c. à thé de poudre d'ail
- 1/4 c. à thé de poudre d'oignon
- 1 c. à thé de sel

Itinéraire:

1. Préchauffer le four à 450 F.
2. Ajouter tous les ingrédients dans le grand bol et bien mélanger.
3. Étendre le mélange de rutabaga sur une cuisson

plateau et cuire au four pendant 10 minutes.

4. Servir et profiter.

Valeur nutritive (montant par portion) :

Calories 150

Matières grasses 17 g

Glucides 2 g

Sucre 0,6 g

Protéines 0,4 g

Cholestérol 0 mg

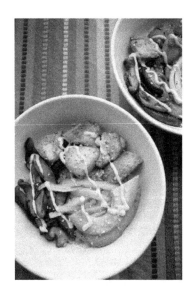

SOUPES, RAGOÛTS ET SALADES

Soupe de courge de noix de coco

Temps de préparation: 10 minutes Temps de cuisson: 25 minutes

Service: 8

ingrédients:

- 3 tasses de courge musquée, hachée
- 2 gousses d'ail, hachées
- 1 c. à soupe d'huile de coco
- 1 c. à thé de flocons d'oignon séchés
- 1 1/2 tasse de lait de coco non sucré
- 1 c. à soupe de curry en poudre
- 4 tasses de bouillon de légumes
- 1 c. à thé de sel casher

Itinéraire:

1. Ajouter la courge, l'huile de coco, les flocons d'oignon, la poudre de cari, le bouillon, l'ail et le sel dans une grande casserole. Porter à ébullition.

2. Tourner le feu à moyen et laisser mijoter pendant 20

minutes.

3. Réduire la soupe en purée à l'aide d'un mélangeur jusqu'à consistance lisse.

4. Remettre la soupe dans la casserole et incorporer le lait de coco et cuire pendant 2 minutes.

5. Servir et profiter.

Valeur nutritive (montant par portion) :

Calories 145

Matières grasses 12 g

Glucides 10 g

Sucre 3 g

Protéines 2 g

Cholestérol 0 mg

Soupe aux crevettes aux champignons au fromage

Temps de préparation: 10 minutes Temps de cuisson: 15 minutes Servir: 8

ingrédients:

- 24 oz de crevettes, cuites
- 8 oz de fromage cheddar, râpé
- 1/2 tasse de beurre
- 1 tasse de crème lourde
- 32 oz de bouillon de légumes
- 2 tasses de champignons, tranchés
- poivre
- sel

Itinéraire:

1. Ajouter le bouillon et les champignons dans une grande casserole. Porter à ébullition.
2. Tourner le feu à moyen et ajouter le fromage, la crème épaisse et le beurre et remuer jusqu'à ce que le fromage soit fondu.
3. Ajouter les crevettes. Bien mélanger et cuire 2 minutes de plus.
4. Servir et profiter.

Valeur nutritive (montant par portion) :

Calories 390

Matières grasses 28 g

Glucides 3 g

Sucre 0,8 g

Protéines 30 g

Cholestérol 17

Mg

BRUNCH & DÎNER

Muffins au chou frisé à la noix de coco

Temps de préparation: 10 minutes Temps de cuisson: 30 minutes

Service: 8

ingrédients:

- 6 oeufs
- 1/2 tasse de lait de coco non sucré
- 1 tasse de chou frisé, haché
- 1/4 c. à thé de poudre d'ail
- 1/4 c. à thé de paprika
- 1/4 tasse d'oignon vert, haché
- poivre
- sel

Itinéraire:

1. Préchauffer le four à 350 F.
2. Ajouter tous les ingrédients dans le bol et bien fouetter.
3. Verser le mélange dans le plateau à muffins graissé et cuire au four pendant 30 minutes.
4. Servir et profiter.

Valeur nutritive (montant par portion) :

Calories 92

Gras 7 g

Glucides 2 g

Sucre 0,8 g

Protéines 5 g

Cholestérol 140 mg

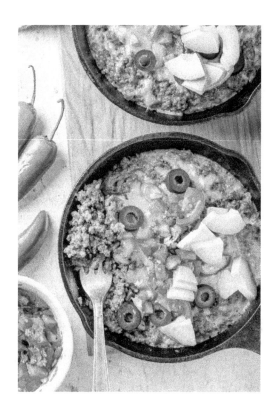

Muffins aux myrtilles

Temps de préparation: 10 minutes Temps de cuisson: 25 minutes

Servir: 12

ingrédients:

- 2 oeufs
- 1/2 c. à thé de vanille
- 1/2 tasse de bleuets frais
- 1 c. à thé de poudre à pâte
- 6 gouttes de stévia
- 1 tasse de crème lourde
- 2 tasses de farine d'amande
- 1/4 tasse de beurre fondu

Itinéraire:

1. Préchauffer le four à 350 F.
2. Ajouter les œufs dans le bol à mélanger et fouetter jusqu'à ce qu'ils soient bien mélangés.
3. Ajouter le reste des ingrédients aux œufs et bien mélanger pour bien mélanger.
4. Verser la pâte dans un plateau à muffins graissé et cuire au four pendant 25 minutes.
5. Servir et profiter.

Valeur nutritive (montant par portion) :

Calories 190

Matières grasses 18 g

Glucides 6 g

Sucre 1,4 g

Protéines 5,4 g

Cholestérol 55 mg Pain de noix de coco

DESSERTS & BOISSONS

salade de fruits Crème glacée au beurre d'arachide protéiné

Temps de préparation: 5 minutes Temps de cuisson: 5 minutes Servir: 2

ingrédients:

- 5 gouttes de stévia liquide
- 2 c. à soupe de crème épaisse
- 2 c. à soupe de beurre d'arachide
- 2 c. à soupe de protéines en poudre
- 3/4 tasse de fromage cottage

Itinéraire:

1. Ajouter tous les ingrédients dans le mélangeur et mélanger jusqu'à consistance lisse.
2. Verser le mélange mélangé dans le contenant et le placer au réfrigérateur pendant 30 minutes.
3. Servir frais et profiter.

Valeur nutritive (montant par portion) :

Calories 222

Matières grasses 15 g

Glucides 7 g

Sucre 2 g

Protéines 16 g

Cholestérol 27 mg

RECETTES DE PETIT DÉJEUNER

Mini Tasses de Guacamole au bacon

Portions: 4

Temps de préparation: 40 minutes

ingrédients

- 1 avocat mûr
- 9 tranches de bacon, 6 tranches coupées en deux et 3 tranches coupées en deux
- 2 cuillères à soupe d'oignon, haché finement
- Sel casher et poivre noir, au goût
- 1 petit jalapeno, épépiné et haché finement

Itinéraire

1. Préchauffer le four à 4000F et retourner 4 mini-moules à muffins à l'envers sur une plaque à pâtisserie.
2. Vaporiser le dessus des moules à muffins renversés et placer le quart de la tranche sur le dessus.
3. Envelopper les côtés des mini-moules à muffins avec les portions plus longues de bacon et les fixer avec un

cure-dent.

4. Cuire au four environ 25 minutes et retirer soigneusement des mini moules à muffins.

5. Pendant ce temps, écraser l'avocat avec une fourchette dans un bol moyen et incorporer le jalapeno, les oignons, le sel et le poivre noir.

6. Mettre le guacamole dans les tasses à bacon et servir chaud.

Montant de nutrition par portion

Calories 337

Graisse totale 27.7g 36%

Gras saturés 7,9 g 40 % cholestérol 47mg 16 %

Sodium 991mg 43%

Glucides totaux 5,6 g 2 % Fibres alimentaires 3,6 g

13 % Sucres totaux 0,6 g

Protéines 16.9g

HORS-D'ŒUVRE
& DESSERTS

Sauté de haricots verts ail

Portions: 4

Temps de préparation: 25 minutes

ingrédients

- 2 cuillères à soupe d'huile d'arachide
- 1 livre de haricots verts frais
- 2 cuillères à soupe d'ail, hachées
- Sel et piment rouge, au goût
- 1/2 oignon jaune, élventré

Itinéraire

1. Chauffer l'huile d'arachide dans un wok à feu vif et ajouter l'ail et les oignons.
2. Faire revenir environ 4 minutes ajouter les haricots, le sel et le piment rouge.
3. Faire sauter environ 3 minutes et ajouter un peu d'eau.
4. Couvrir de couvercle et cuire à feu doux pendant environ 5 minutes.
5. Plat dans un bol et servir chaud.

Montant de nutrition par portion

Calories 107 Lipides totaux 6,9 g 9 %

Gras saturés 1,2 g 6 % Cholestérol 0 mg 0 %

Sodium 8mg 0%

Glucides totaux 10,9 g 4 % Fibres alimentaires 4,3 g 15 %

Sucres totaux 2.3g Protéines 2.5g

Légumes verts à collier avec tomates cerises éclatées

Portions: 4

Temps de préparation: 25 minutes

ingrédients

- 1 livre de légumes verts à collier
- 3 lanières de bacon, cuites et croustillantes
- 1/4 tasse de tomates cerises
- Sel et poivre noir, au goût
- 2 cuillères à soupe de bouillon de poulet

Itinéraire

1. Mettre les légumes verts à collier, les tomates cerises et le bouillon de poulet dans une casserole et remuer délicatement.

2. Cuire environ 8 minutes et assaisonner de sel et de poivre noir.

3. Cuire environ 2 minutes et incorporer le bacon.

4. Cuire environ 3 minutes et les mettre dans un bol pour servir chaud.

Montant de nutrition par portion

Calories 110
Total Gras 7,6g 10% Gras saturés 2,3g 11%
Cholestérol 0mg 0%
Sodium 268mg 12%
Glucides totaux 6,7 g 2 % Fibres alimentaires 3,9 g

14 % Sucres totaux 0,3 g
Protéines 5.7g

RECETTES DE PORC ET DE BŒUF

Côtelettes de porc au romarin à l'ail

Portions: 4

Temps de préparation: 30 minutes

ingrédients

- 1 cuillère à soupe de romarin, fraîchement haché
- 2 gousses d'ail, hachées finement
- 4 côtelettes de longe de porc
- 1/2 tasse de beurre fondu
- Sel et poivre noir, au goût

Itinéraire

1. Préchauffer le four à 3750F et assaisonner les côtelettes de porc de sel et de poivre noir.
2. Mélanger 1/4 tasse de beurre, de romarin et d'ail dans un petit bol.
3. Chauffer le reste du beurre dans une poêle allant au four et ajouter les côtelettes de porc.
4. Saisir environ 4 minutes de chaque côté jusqu'à ce qu'ils soient dorés et badigeonner généreusement les côtelettes de porc de

beurre à l'ail.

5. Mettre la poêle au four et cuire au four environ 15 minutes jusqu'à ce qu'elle soit bien cuite.

6. Plat dehors et servir chaud.

Montant de nutrition par portion

Calories 465

Total Gras 43g 55% Gras saturés 22,1g 110%

Cholestérol 130mg 43%

Sodium 220mg 10%

Glucides totaux 1,1 g 0 % Fibres alimentaires 0,4 g 1 %

Sucres totaux 0g Protéines 18.4g

Côtelettes de porc zestées

Portions: 4

Temps de préparation: 50 minutes

ingrédients

- 4 cuillères à soupe de beurre
- 3 cuillères à soupe de jus de citron
- 4 côtelettes de porc, désossées
- 2 cuillères à soupe de mélange de farine à faible teneur en glucides
- 1 tasse de sauce picante

Itinéraire

1. Enrober les côtelettes de porc d'un mélange de farine à faible teneur en glucides.
2. Dans un bol, mélanger la sauce picante et le jus de citron.
3. Chauffer l'huile dans une poêle à feu moyen et ajouter les côtelettes et le mélange picante.
4. Cuire à couvert pendant environ 35 minutes et préparer le plat pour servir chaud.

Montant de nutrition par portion

Calories 398

Total Gras 33.4g 43% Gras saturés 15g 75%

Cholestérol 99mg 33%

Sodium 441mg 19%

Glucides totaux 4g 1% Fibres alimentaires 0,7g

3% Sucres totaux 2,1g

Protéines 19.7g

RECETTES DE FRUITS DE MER

Brocoli et fromage

Portions: 4

Temps de préparation: 20 minutes

ingrédients

- 5 1/2 oz de fromage cheddar, râpé
- 23 oz de brocoli, haché
- 2 oz de beurre
- Sel et poivre noir, au goût
- 4 cuillères à soupe de crème sure

Itinéraire

1. Chauffer le beurre dans une grande poêle à feu moyen-vif et ajouter le brocoli, le sel et le poivre noir.

2. Cuire environ 5 minutes et incorporer la crème sure et le cheddar.

3. Couvrir du couvercle et cuire environ 8 minutes à feu moyen-doux.

4. Plat dans un bol et servir chaud.

Montant de nutrition par portion

Calories 340

Graisse totale 27.5g 35% Graisses saturées 17.1g

85% Cholestérol 77mg 26%

Sodium 384mg 17%

Glucides totaux 11,9 g 4 % Fibres alimentaires 4,3 g 15 %

Sucres totaux 3g Protéines 14.8g

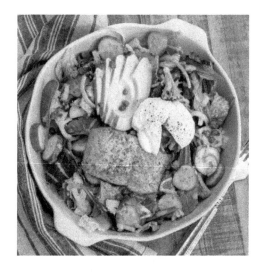

RECETTES DE POULET ET DE VOLAILLE

Tendres de poulet au fromage

Portions: 6

Temps de préparation: 35 minutes

ingrédients

- 1 tasse de crème
- 4 cuillères à soupe de beurre
- 2 livres d'offres de poulet
- Sel et poivre noir, au goût
- 1 tasse de fromage feta

Itinéraire

1. Préchauffer le four à 3500F et graisser un plat allant au four.
2. Assaisonner les tendres de poulet de sel et de poivre noir.
3. Chauffer le beurre dans une poêle et ajouter les tendres de poulet.
4. Cuire environ 3 minutes de chaque côté et transférer dans le plat allant au four.

5. Garnir de crème et de fromage feta et mettre au four.

6. Cuire au four environ 25 minutes et retirer du four pour servir.

Montant de nutrition par portion

Calories 447

Total Fat 26.4g 34% Gras saturés 13.1g 65%

Cholestérol 185mg 62%

Sodium 477mg 21%

Glucides totaux 2,3g 1% Fibres alimentaires 0g 0%

Sucres totaux 1,8 g Protéines 47,7 g

Poulet frit d'air

Portions: 2

Temps de préparation: 20 minutes

ingrédients

- 1 cuillère à soupe d'huile d'olive
- 4 filets de poulet désossés et désossés
- 1 œuf
- Sel et poivre noir, au goût
- 1/2 cuillère à café de poudre de curcuma

Itinéraire

1. Préchauffer la friteuse à 3700F et enrober le panier de friteuse d'huile d'olive.
2. Battre l'œuf et y tremper les filets de poulet.
3. Mélanger la poudre de curcuma, le sel et le poivre noir dans un bol et draguer les filets de poulet.
4. Disposer les filets de poulet dans le panier de la friteuse et cuire environ 10 minutes.
5. Plat sur un plateau et servir avec de la salsa.

Montant de nutrition par portion

Calories 304

Total Gras 15.2g 20% Graisses saturées 4g 20%

Cholestérol 179mg 60%

Sodium 91mg 4%

Glucides totaux 0,6 g 0 % Fibres alimentaires 0,1 g 0 %

Sucres totaux 0,2 g Protéines 40,3 g

RECETTES DE PETIT DÉJEUNER

Pudding facile de graine de

Durée totale: 10 minutes Sert: 4

ingrédients:

- 1/4 c. à thé de cannelle
- 15 gouttes de stévia liquide
- 1/2 c. à thé d'extrait de vanille
- 1/2 tasse de graines de chia
- 2 tasses de lait de coco non sucré

Itinéraire:

1. Ajouter tous les ingrédients dans le bocal en verre et bien mélanger.
2. Fermer le bocal avec le couvercle et le placer au réfrigérateur pendant 4 heures.
3. Servir frais et profiter.

Valeur nutritive (montant par portion) : Calories 347; Matières grasses 33,2 g; Glucides 9,8 g; Sucre 4,1 g; Protéines 5,9 g; Cholestérol 0 mg;

69

Avoine de nuit sans grain

Durée totale: 10 minutes Sert: 1

ingrédients:

- 2/3 tasse de lait de coco non sucré
- 2 c. à thé de graines de chia
- 2 c. à soupe de protéines de vanille en poudre
- 1/2 c. à soupe de farine de noix de coco
- 3 c. à soupe de cœurs de chanvre

Itinéraire:

1. Ajouter tous les ingrédients dans le bocal en verre et remuer pour mélanger.
2. Fermer le bocal avec le couvercle et le placer au réfrigérateur toute la nuit.
3. Garnir de baies fraîches et servir.

Valeur nutritive (montant par portion) : Calories 378; Matières grasses 22,5 g; Glucides 15 g; Sucre 1,5 g; Protéines 27 g; Cholestérol 0mg;

RECETTES DE DÉJEUNER

Salade de chou d'avocat

Durée totale: 20 minutes Sert: 4

ingrédients:

- 2 avocats, coupés en dés
- 4 tasses de chou, râpé
- 3 c. à soupe de persil frais, haché
- 2 c. à soupe de vinaigre de cidre de pomme
- 4 c. à soupe d'huile d'olive
- 1 tasse de tomates cerises, coupées en deux
- 1/2 c. à thé de poivre
- 1 1/2 c. à thé de sel de mer

Itinéraire:

1. Ajouter le chou, les avocats et les tomates dans un bol moyen et bien mélanger.
2. Dans un petit bol, fouetter ensemble l'huile, le persil, le vinaigre, le poivre et le sel.
3. Verser la vinaigrette sur les légumes et bien mélanger.
4. Servir et profiter.

Valeur nutritive (quantité par portion) : Calories 253; Matières grasses 21,6 g; Glucides 14 g; Sucre 4 g; Protéines 3,5 g; Cholestérol 0 mg;

Soupe crémeuse à l'oignon à l'ail

Durée totale: 45 minutes Dessert: 4

ingrédients:

- 1 oignon, tranché
- 4 tasses de bouillon de légumes
- 1 1/2 c. à soupe d'huile d'olive
- 1 échalote, tranchée
- 2 gousses d'ail,hachées
- 1 poireau, tranché
- sel

Itinéraire:

1. Ajouter le bouillon et l'huile d'olive dans une casserole et porter à ébullition.
2. Ajouter le reste des ingrédients et bien mélanger.
3. Couvrir et laisser mijoter pendant 25 minutes.
4. Réduire la soupe en purée à l'aide d'un mélangeur d'immersion jusqu'à consistance lisse.
5. Bien mélanger et servir chaud.

Valeur nutritive (quantité par portion) : Calories 90; Gras 7,4 g; Glucides 10,1 g; Sucre 4,1 g; Protéines 1 g; Cholestérol 0 mg;

RECETTES DE DÎNER

Couscous de chou-fleur

Durée totale: 25 minutes Sert: 4

ingrédients:

- 1 tête de chou-fleur, coupée en fleurons
- 14 olives noires
- 1 gousse d'ail,hachée
- 14 oz d'artichauts
- 2 c. à soupe d'huile d'olive
- 1/4 tasse de persil, haché
- 1 jus de citron
- 1/2 c. à thé de poivre
- 1/2 c. à thé de sel

Itinéraire:

1. Préchauffer le four à 400 F/ 200 C.

2. Ajouter les fleurons de chou-fleur dans le robot culinaire et traiter jusqu'à ce qu'il ressemble à du riz.

3. Étendre le riz chou-fleur sur une plaque à pâtisserie et arroser d'huile d'olive. Cuire au four préchauffé pendant 12 minutes.

4. Dans un bol, mélanger l'ail, le jus de citron, les artichauts, le persil et les olives.

5. Ajouter le chou-fleur dans le bol et bien mélanger. Assaisonner de poivre et de sel.

6. Servir et profiter.

Valeur nutritive (quantité par portion) : Calories 116; Matières grasses 8,8 g; Glucides 8,4 g; Sucre 3,3 g; Protéines 3,3 g; Cholestérol 0 mg

Soupe aux courgettes

Durée totale: 20 minutes Portions: 8

ingrédients:

- 2 courgettes de 1/2 lb, pelées et tranchées
- 1/3 tasse de feuilles de basilic
- 4 tasses de bouillon de légumes
- 4 gousses d'ail, hachées
- 2 c. à soupe d'huile d'olive
- 1 oignon moyen, en dés
- poivre
- sel

Itinéraire:

1. Chauffer l'huile d'olive dans une poêle à feu moyen-doux.
2. Ajouter les courgettes et l'oignon et faire sauter jusqu'à ce qu'ils soient ramollis. Ajouter l'ail et faire revenir pendant une minute.
3. Ajouter le bouillon de légumes et laisser mijoter pendant 15 minutes.
4. Retirer du feu. Incorporer le basilic et réduire la soupe en purée à l'aide d'un mélangeur jusqu'à consistance lisse et crémeuse. Assaisonner de poivre et de sel.
5. Bien mélanger et servir.

Valeur nutritive (quantité par portion) : Calories 62; Gras

4 g; Glucides 6,8 g; Sucre 3,3 g; Protéines 2 g; Cholestérol 0 mg;

RECETTES DE DESSERTS

Chocó Brownie rapide

Durée totale: 10 minutes Sert: 1

ingrédients:

- 1/4 tasse de lait d'amande
- 1 c. à soupe de cacao en poudre
- 1 boule de poudre de protéines au chocolat
- 1/2 c. à thé de poudre à pâte

Itinéraire:

Dans une tasse allant au micro-ondes, mélanger la poudre à pâte, la poudre protéique et le cacao.

1. Ajouter le lait d'amande dans une tasse et bien mélanger.
2. Placer la tasse au micro-ondes et cuire au micro-ondes pendant 30 secondes.
3. Servir et profiter.

Valeur nutritive (quantité par portion) : Calories 207; Matières grasses 15,8 g; Glucides 9,5 g; Sucre 3,1 g; Protéines 12,4 g; Cholestérol 20 mg;

RECETTES DE PETIT DÉJEUNER

Galettes de saucisse

Aucun petit déjeuner traditionnel ne serait complet sans galettes de saucisse. Emballés avec des protéines, ce serait merveilleux avant votre course du matin.

Total prep & temps de cuisson: 20 minutes Niveau: Débutant

Donne: 4 Galettes

Protéines: 25 grammes Glucides nets: 5,2

grammes Matières grasses: 9 grammes

Sucre: 1 gramme

Calories: 272

Ce dont vous avez besoin :

- 1/3 c. à thé de poudre d'oignon
- 3/4 lb de porc haché
- 1/3 c. à thé de sel
- 4 3/4 oz de champignons, hachés
- 1/3 c. à thé de poudre d'ail
- 4 oz de chou frisé, tranché finement
- 1/8 c. à thé de gingembre moulu
- 2 c. à soupe d'huile de coco, séparée

- 1/8 c. à thé de muscade

- 2 gousses d'ail, hachées finement

- 1/4 c. à thé de graines de fenouil

escalier:

1. Faire fondre 1 cuillère à soupe d'huile de coco dans une poêle.

2. Mettre les champignons, l'ail haché et le chou frisé et faire sauter environ 5 minutes et retirer du feu.

3. Dans un plat, mélanger le porc haché, les légumes cuits, la poudre d'oignon, la poudre d'ail, la muscade et les graines de fenouil.

4. Diviser en 4 sections et créer des galettes à la main.

5. Dans la même poêle, verser une cuillère à soupe d'huile de coco et chauffer.

6. Faire frire les galettes pendant environ 2 minutes et retourner pour faire dorer l'autre côté. Retourner au besoin pour cuire complètement la viande au milieu des galettes.

7. Servir immédiatement et profiter.

Conseil de variation :

Vous pouvez choisir de mélanger la recette en utilisant différentes viandes ou légumes tels que la dinde hachée ou le bœuf et les épinards ou poivrons.

RECETTES DE DÉJEUNER

Dinde épicée de chou-fleur

Ce plat humide vous gardera satisfait tout au long de la journée et vous fera revenir
pendant quelques secondes à l'heure du dîner.

Total de préparation et de cuisson : 25 minutes Niveau : Débutant

Donne: 4 aides

Protéines: 23 grammes Glucides nets: 4,4 grammes Matières grasses: 24 grammes

Sucre: 0 grammes

Calories: 310

Ce dont vous avez besoin :

- 3/4 c. à thé de sel
- 12 oz de dinde moulue
- 3/4 c. à soupe de moutarde
- 1 2/3 tasse de chou-fleur
- 3/4 c. à thé de poivre
- 2 c. à soupe d'huile de coco
- 3/4 c. à thé de thym
- 1 c. à thé de poudre d'oignon

- 3/4 c. à thé de sel

- 2 gousses d'ail

- 3/4 c. à thé de poudre d'ail

- 1 2/3 tasse de lait de coco, plein de gras

- 3/4 c. à thé de sel de céleri

escalier:

1. Pulser les fleurons de chou-fleur dans un mélangeur d'aliments pendant environ 1 minute à haute jusqu'à ce qu'ils soient friables.

2. Chauffer le chou-fleur dans une casserole.

3. Retirer le chou-fleur dans un torchon et tordre pour enlever l'humidité, en répétant si nécessaire jusqu'à ce que la plus grande partie de l'eau soit enlevée possible.

4. Chauffer une grande casserole et faire fondre l'huile de coco.

5. Hacher l'ail et verser dans la casserole chaude pour laisser mijoter environ 2 minutes.

6. Mélanger la dinde hachée à l'ail et faire dorer environ 7 minutes, en remuant à l'aide d'un grattoir en bois pour décomposer la viande.

7. Mélanger le chou-fleur rizé, le sel, le thym, la poudre d'ail, le sel de céleri, la moutarde et le poivre avec la viande jusqu'à ce qu'ils soient combinés.

8. Réduire la température et enfin ajouter le lait de coco. Laisser mijoter environ 6 minutes supplémentaires.

9. Servir chaud et profiter!

Conseils de variation:

- Si vous continuez à réduire le plat de moitié et qu'il deviendra plus épais et peut être servi comme trempette lors de votre prochaine fête.

- Vous pouvez également utiliser du porc haché, de l'agneau ou du bœuf avec cette recette. Vous pouvez également ajouter d'autres légumes comme le brocoli.

- Les garnitures facultatives comprennent le bacon, les tomates cerises, la sauce piquante ou les jalapenos.

RECETTES DE COLLATIONS

Porcs dans une couverture

Faites un voyage de retour de votre enfance avec cette collation amusante faible en glucides et encore mieux si vous obtenez les enfants à aider!

Total prep & Temps de cuisson: 40 minutes Niveau: Débutant

Donne : 4 portions (3 chiens de maïs par portion)

Protéines: 7 grammes Glucides nets: 3 grammes Matières grasses: 26 grammes

Sucre: 1 gramme

Calories: 278

Ce dont vous avez besoin :

- 1/8 tasse de crème épaisse

- Spray à l'huile de coco

- 1/8 c. à thé de sel

- 8 oz de farine d'amande

- 1/8 c. à thé de poudre d'ail

- 3 c. à thé de farine de noix de coco

- 1/8 c. à thé de poudre d'oignon

- 3/4 c. à thé de poudre à pâte, sans gluten

- 1/8 c. à thé de poivre

- 3 c. à soupe de beurre, salé et fondu

- 1 gros œuf
- 2 hot-dogs de bœuf
- 1/8 tasse d'eau

escalier:

1. Mettre le four à feu à 350° Fahrenheit. Utilisez le spray à l'huile de coco

   pour graisser légèrement une boîte de cupcake mini.
2. Dans un grand plat, fouetter la poudre d'ail, le poivre, la farine de noix de coco, la poudre à oignon et la poudre à pâte en éliminant ensemble toute grumelosité.
3. Mélanger les œufs, la farine d'amande, l'eau, le beurre, la crème épaisse et le sel et incorporer totalement la pâte.
4. Laisser reposer le mélange pendant environ 3 minutes pendant qu'il épaissit légèrement.
5. Répartir uniformément dans l'étain préparé.
6. Trancher chaque hot-dog 6 fois et placer un morceau dans chacune de la pâte versée.
7. Chauffer environ 20 minutes et retirer au comptoir.
8. Attendez environ 10 minutes avant de servir.

Conseil de cuisson :

Envisagez d'utiliser du bœuf ou des hot-dogs biologiques pour cette recette, car les hot-dogs conventionnels ont habituellement des additifs indésirables.

86

RECETTES DE DÎNER

Bol de rouleau d'oeuf

Sortir n'est pas une chose du passé quand vous avez cette recette à faire dans votre propre cuisine. Et vous n'avez même pas à donner un pourboire.

Temps total de préparation et de cuisson : 20 minutes

Niveau: Débutant

Donne: 4 aides

Protéines: 29 grammes Glucides nets: 1 gramme Lipides: 27 grammes

Sucre: 0 grammes

Calories: 376

Ce dont vous avez besoin :

- 16 oz de saucisse moulue
- 1/2 c. à soupe de poudre d'oignon
- 4 gousses d'ail, hachées finement
- 1 c. à soupe de gingembre, haché finement
- 4 tasses de chou, râpé
- 2 c. à thé de sauce tamari, sans gluten
- 8 oz de champignons, tranchés
- 1 c. à soupe d'huile de sésame grillée

escalier:

1. Faire dorer la saucisse dans une poêle antiadhésive, en effritement de la viande avec une spatule en bois.

2. Mélanger la poudre d'oignon, le gingembre, la sauce tamari et l'ail et remuer pendant environ 60 secondes.

3. Mélanger les champignons et le chou dans la poêle et mélanger avec la spatule pendant environ 3 minutes supplémentaires.

4. Retirer du brûleur et assaisonner d'huile de sésame grillée.

5. Servir immédiatement et profiter!

Conseil de cuisson :

1. Si vous ne voulez pas déchiqueter le chou vous-même, vous pouvez utiliser le chou râpé acheté en magasin. Assurez-vous qu'il n'y a pas de carottes incluses si vous ne voulez pas augmenter les glucides dans la recette.

Conseil de variation :

1. Remplacer la variété par du bœuf haché ou de la dinde.

2. Vous pouvez ajouter un œuf frit ou bouilli au sommet de cette salade si vous avez besoin d'élever vos macros protéinés pour la journée.

RECETTES DE REPAS DDELICIOUS INHABITUELLES

Tartare de saumon

Ce serait la version du régime Keto de sushi de poisson cru dans cette mini bombe grasse qui vous fera claquer les lèvres.

Temps total de préparation et de cuisson : 25 minutes plus 2 heures pour mariner (facultatif)

Niveau: Intermédiaire

Donne: 4 aides

Protéines: 28 grammes Glucides nets: 1,8 grammes Matières grasses: 40 grammes

Sucre: 0 grammes

Calories: 272

Ce dont vous avez besoin :

- 16 oz de filet de saumon, sans peau
- 5 oz de saumon fumé
- 1/4 c. à thé de poivre de Cayenne
- 4 oz de mayonnaise, sans sucre
- 1/4 tasse de persil, haché
- 4 oz d'huile d'olive extra vierge
- 2 c. à soupe de jus de lime

- 1 c. à soupe de saumure câpres

- 2 c. à soupe d'olives vertes, hachées

- 1/4 c. à thé de poivre

- 2 c. à soupe de câpres, hachées

- 1 c. à thé de moutarde, dijon

escalier:

1. Couper le saumon fumé et frais en cubes d'environ 1/4 de pouce de large et mélanger dans un plat en verre.

2. Mélanger la mayonnaise, le poivre de Cayenne, les olives hachées, le poivre et la moutarde avec le saumon jusqu'à ce qu'ils soient bien mélangés.

3. Enfin intégrer le persil, l'huile d'olive, le jus de lime, les câpres et la saumure de câpres jusqu'à ce qu'ils soient pleinement incorporés.

4. Déposer l'enveloppe en plastique sur le bol et réfrigérer pendant environ 2 heures pour mariner correctement.

5. Retirer le saumon du réfrigérateur et le sectionner en 4 portions.

6. À l'aide d'un emporte-pièce à grand cercle, pousser légèrement le saumon dans une galette épaisse à l'aide d'une cuillère.

7. Retirer l'emporte-pièce et garnir d'une touche d'huile d'olive et servir.

Conseils de cuisson:

1. Il est nécessaire d'acquérir du poisson frais car il s'agit d'un plat cru. S'il y a de la peau sur le saumon, elle doit être enlevée avant de la couper.

2. Prenez soin de couper le poisson en cubes. Si vous les coupez trop petit, le tartare sera pâteux.

3. La marinade n'est pas ultra-importante pour le plat, mais elle aide les ingrédients à se mêler les uns aux autres correctement.

RECETTES DE DESSERTS KETO

Barres à puce Chocó

Portions: 24

Temps de préparation: 10 minutes Temps de cuisson: 35 minutes

ingrédients:

- 1 tasse de noix, hachées
- 1 1/2 c. à thé de poudre à pâte
- 1 tasse de pépites de chocolat non sucrées
- 1 tasse de farine d'amande
- 1/4 tasse de farine de noix de coco
- 1 1/2 c. à thé de vanille
- 5 oeufs
- 1/2 tasse de beurre
- 8 oz de fromage à la crème
- 2 tasses d'érythritol
- Pincée de sel

Itinéraire:

1. 350 F/ 180 C devrait être la cible lors du préchauffement du four.
2. Tapisser la plaque à biscuits de papier sulfurisé et

réserver.

3. Battre ensemble le beurre, l'édulcorant, la vanille et le fromage à la crème jusqu'à consistance lisse.

4. Ajouter les œufs et battre jusqu'à ce qu'ils soient bien mélangés.

5. Ajouter le reste des ingrédients et remuer délicatement pour mélanger.

6. Le mélange doit être transféré sur la plaque à biscuits préparée et réparti uniformément.

7. Cuire au four préchauffé pendant 35 minutes.

8. Retirer du four et laisser refroidir complètement.

9. Trancher et servir.

Par portion : Glucides nets : 2,6 g; Calories: 207 Lipides totaux: 18,8 g; Gras saturés : 8,5 g

Protéines: 5.5g; Glucides: 4.8g; Fibre: 2.2g; Sucre: 0.4g; Lipides 83% / Protéines 11% / Glucides 6%

gâteau

Expert : Tarte à la citrouille sans croûte

Portions: 4

Temps de préparation: 10 minutes Temps de cuisson: 30 minutes

ingrédients:

- 3 oeufs
- 1/2 tasse de crème
- 1/2 tasse de lait d'amande non sucré
- 1/2 tasse de purée de citrouille
- 1/2 c. à thé de cannelle
- 1 c. à thé de vanille
- 1/4 tasse de Swerve

Itinéraire:

1. Préchauffer le four à 350 F/ 180 C.
2. Vaporiser un plat allant au four carré d'un vaporisateur de cuisson et réserver.
3. Dans un grand bol, ajouter tous les ingrédients et fouetter jusqu'à consistance lisse.
4. Verser le mélange à tarte dans le plat préparé et cuire au four

préchauffé pendant 30 minutes.

5. Retirer du four et réserver pour refroidir complètement.

6. Placer au réfrigérateur pendant 1 à 2 heures.

7. Couper en morceaux et servir.

Par portion : Glucides nets : 3,2 g; Calories: 86; Graisse totale: 5.5g; Gras saturés: 2.1g

Protéines: 4.9g; Glucides: 4.4g; Fibre: 1.2g; Sucre: 2g; Lipides 60% / Protéines 25% / Glucides 15%

BONBONS: DÉBUTANT

Expert : Biscuits à la noix de coco au fromage

Portions: 15

Temps de préparation: 10 minutes Temps de cuisson: 18 minutes

ingrédients:

- 1 œuf
- 1/2 tasse de beurre, ramolli
- 3 c. à soupe de fromage à la crème, ramolli
- 1/2 tasse de farine de noix de coco
- 1/2 c. à thé de poudre à pâte
- 1 c. à thé de vanille
- 1/2 tasse d'érythritol
- Pincée de sel

Itinéraire:

1. Dans un bol, fouetter ensemble le beurre, l'érythritol et le fromage à la crème.
2. Ajouter l'œuf et la vanille et battre jusqu'à consistance lisse et crémeuse.

3. Ajouter la farine de noix de coco, le sel et la poudre à pâte et battre jusqu'à ce qu'ils soient bien mélangés.

4. Placer le mélange dans le bol et couvrir de papier sulfurisé.

5. Placer au réfrigérateur pendant 1 heure.

6. Préchauffer le four à 350 F/ 180 C.

7. Vaporiser une plaque à pâtisserie d'un vaporisateur de cuisson.

8. Retirer la pâte à biscuits du réfrigérateur.

9. Faire des biscuits à partir de pâte et les déposer sur une plaque à pâtisserie.

10. Cuire au four de 15 à 18 minutes ou jusqu'à ce qu'ils soient légèrement dorés.

11. Retirer du four et réserver pour refroidir complètement.

12. Servir et profiter.

Par portion : Glucides nets : 0,3 g; Calories: 68; Graisse totale : 7.2g ; Gras saturés : 4,5 g

Protéines: 0.7g; Glucides: 0.5g; Fibre: 0.2g; Sucre: 0.1g; Lipides 95% / Protéines 4% / Glucides 1%

DESSERT CONGELÉ: DÉBUTANT

Expert: Crème d'agrumes classique

Portions: 4

Temps de préparation: 10 minutes Temps de cuisson: 10 minutes

ingrédients:

- 2 1/2 tasses de crème à fouetter épaisse
- 1/2 c. à thé d'extrait d'orange
- 2 c. à soupe de jus de lime frais
- 1/4 tasse de jus de citron frais
- 1/2 tasse de Swerve
- Pincée de sel

Itinéraire:

1. Faire bouillir la crème à fouetter et l'édulcorant lourds dans une casserole pour 5-6

compte-rendu. Remuer continuellement.

2. Retirer la casserole du feu et ajouter l'extrait d'orange, le jus de lime, le jus de citron et le sel et bien mélanger.

3. Verser le mélange de crème anglaise dans les ramequins.

4. Placer les ramequins au réfrigérateur pendant 6 heures.

5. Servir frais et profiter.

Par portion : Glucides nets : 2,7 g; Calories: 265; Graisse totale: 27.9g; Gras saturés: 17.4g

Protéines: 1.7g; Glucides: 2.8g; Fibre: 0.1g; Sucre: 0.5g; Lipides 94% / Protéines 2% / Glucides 4%

Crème à la citrouille

Portions: 6

Temps de préparation: 10 minutes Temps de cuisson: 40 minutes

ingrédients:

- 4 jaunes d'œufs
- 3/4 tasse de crème de noix de coco
- 1/8 c. à thé de clous de girofle
- 1/8 c. à thé de gingembre
- 1/2 c. à thé de cannelle
- 1 c. à thé de stévia liquide
- 15 oz de purée de citrouille

Itinéraire:

1. Préchauffer le four à 350 F/ 180 C.
2. Dans un grand bol, mélanger la purée de citrouille, les clous de girofle, le gingembre, la cannelle et la dévier.
3. Ajouter les jaunes d'œufs et battre jusqu'à ce qu'ils soient bien mélangés.
4. Ajouter la crème de noix de coco et bien mélanger.
5. Verser le mélange dans les six ramequins.
6. Cuire au four préchauffé de 35 à 40 minutes.
7. Laisser refroidir complètement puis placer au réfrigérateur.
8. Servir frais et profiter.

Par portion : Glucides nets : 5,2 g; Calories: 130; Graisse totale: 10.4g;

Gras saturés : 7,5 g; Protéines: 3.3g; Glucides: 8g; Fibre: 2.8g; Sucre : 3,4g;
Lipides 73% / Protéines 11% / Glucides 16%

RECETTES DE PETIT DÉJEUNER

Crêpes à l'avocat

Keto

Temps de préparation: 5 minutes Temps de cuisson: 10 minutes Portions:4

Valeurs nutritionnelles :

Matières grasses : 16 g.

Protéines: 7 g.

Glucides: 7 g.

ingrédients:

- 1 Gros avocat

- 2 Oeufs

- 1/2 tasse de lait

- 1/4 tasse de farine d'amande

- 1/2 c. à thé de poudre à pâte

- 1 c. à soupe d'érythritol

Itinéraire:

1. Mélanger tous les ingrédients dans un mélangeur.
2. Préchauffer une poêle et enrober d'un spray antiadhésif.
3. Loucher dans la pâte et cuire de 1 à 2 minutes de chaque côté.

RECETTES DE DÉJEUNER

Champignons Portobello grillés à la flamme avec houmous et fromage Feta

Complet: 20 min

Préparation: 12 min

Cuisson: 8 min

Rendement : 4 portions

ingrédients

- 4 énormes champignons portobello
- Sel d'océan, sel d'océan idéalement faible, poivre foncé croustillant moulu
- Huile d'olive
- 1 houmous de compartiment (8 onces)
- Cheddar Feta
- 1 portion de pain séché, coupée en 4 zones

Roulements

1. Préchauffer le gril de flamme.
2. Envolez-vous de la majorité de vos champignons portobello.
3. Assaisonner les deux côtés des champignons. Commencez

par doucher l'huile d'olive (pas tant que ça, seulement une légère saupoudrer), un peu de sel et de poivre noir nouveau.

4. Cuire les champignons à feu chaud pendant environ 4 minutes de chaque côté.

5. En attendant: Diviser les morceaux de pain, et transporter une partie de l'accent délicat pour faire une ouverture pour le burger aux champignons. Repérez le pain face contre terre sur le gril de flamme pour griller.

6. Repérez le burger aux champignons dans le pain, et garnir d'une cuillère à soupe de houmous et d'un morceau de cheddar feta directement au centre et tartiner d'un peu de pain.

RECETTES DE COLLATION

Baguettes à l'ail

Portions: 8 baguettes de pain

Valeurs nutritionnelles: Calories: 259,2, Lipides totaux: 24,7 g, Gras saturés: 7,5 g, Glucides: 6,3 g, Sucres: 1,1 g, Protéines: 7 g

Ingrédients pour le beurre à l'ail:

- 1/4 tasse de beurre, ramolli
- 1 c. à thé de poudre d'ail
- ingrédients:
- 2 tasse de farine d'amande
- 1/2 c. à soupe de poudre à pâte
- 1 c. à soupe de poudre de cosse de Psyllium
- 1/4 c. à thé de sel
- 3 c. à soupe de beurre fondu
- 1 Oeuf
- 1/4 tasse d'eau bouillante

Itinéraire:

1. Préchauffer votre four à 400F / 200C.

2. Battre la poudre d'ail et le beurre et réserver pour l'utiliser pour le brossage.

3. Mélanger la poudre d'enveloppe de psyllium,

    poudre à pâte, farine d'amande et sel. Ajouter le beurre avec l'œuf et mélanger jusqu'à ce qu'il soit bien mélangé.

4. Mélanger jusqu'à ce que la pâte se forme à l'aide d'eau bouillante.

5. Diviser en baguettes de pain.

6. Cuire au four pendant 15 minutes. Badigeonner les baguettes de pain avec le beurre d'ail et cuire au four pendant 5 minutes de plus.

7. Servir chaud ou laisser refroidir.

LE DÉJEUNER KETO

Samedi: Déjeuner: Soupe sans nouilles au poulet

Tout le confort d'une soupe classique sans glucides. Comme c'est réconfortant.

Conseil de variation : utilisez la viande d'un poulet rôti.

Temps de préparation: 10 minutes Temps de cuisson: 20 minutes Sert 4

Qu'y a-t-il dedans

- Beurre (.25 tasse)
- Céleri (1 tige)
- Champignons (3 onces)
- Ail, haché (1 gousse)
- Oignon haché séché (1 T)
- Persil séché (1 t)
- Bouillon de poulet (4 tasses)
- Sel casher (0,5 t)
- Poivre moulu frais (0,25 t)
- Carotte, hachée (1 qty)
- Poulet, cuit et dés (2,5 tasses ou 1,5 livre de poitrine de poulet)

- Chou, tranché (1 tasse)

Comment il est fait

Mettre une grande casserole à feu moyen et faire fondre le beurre.

Trancher le céleri et les champignons et ajouter, avec l'oignon séché, à la casserole.

Ajouter le persil, le bouillon, la carotte, le sel casher et le poivre frais. remuer.

Laisser mijoter jusqu'à ce que les légumes soient tendres.

Incorporer le poulet cuit et le chou tranché. Laisser mijoter jusqu'à ce que le chou soit tendre, environ 8 à 12 minutes.

Glucides nets: 4 grammes Graisse: 40 grammes

Protéines: 33 grammes

Sucres: 1 gramme

KETO AU DÎNER

Samedi: Dîner:

Côtelettes de porc « panées »

Avec croustillant, keto panure amicale, c'est sûr d'être un favori de la famille.

Conseil de variation : si vous pouvez épargner les calories, saupoudrer de parmesan râpé.

Temps de préparation: 5 minutes Temps de cuisson: 30 minutes Sert 4

Qu'y a-t-il dedans

- Côtelettes de porc minces désossées (4 qty)
- Poudre d'enveloppe de Psyllium (1 T)
- Sel casher (0,5 t)
- Paprika (0,25 t)
- Poudre d'ail (0,25 t)
- Poudre d'oignon (0,25 t)
- Origan (0,25 t)

Comment il est fait

1. Préchauffer le four à 350 degrés F.
2. Côtelettes de porc sèches avec une serviette en papier.

3. Dans un sac ziplock, mélanger le reste des ingrédients.

4. Un à la fois, sceller les côtelettes de porc dans le sac et secouer pour enrober.

5. Mettre une grille sur une plaque à pâtisserie. Déposer les côtelettes de porc sur la grille.

6. Cuire au four environ 30 minutes. Le thermomètre devrait lire 145 degrés F.

7. Servir avec des légumes ou une salade verte.

Glucides nets: 0 grammes

Matières grasses: 9 grammes

Protéines: 28 grammes

Sucres: 0 grammes

CPSIA information can be obtained
at www.ICGtesting.com
Printed in the USA
LVHW082036130621
690125LV00002B/84